57

d 275.

# RELATION

DE

# L'ÉPIDÉMIE CHOLÉRIQUE

DE

# MONTBREHAIN (AISNE).

par

## B. LUNEL,

### MÉDECIN COMMISSIONNÉ PAR LE MINISTRE DE L'AGRICULTURE,

MEMBRE DE L'ACADÉMIE IMPÉRIALE DES SCIENCES DE CAEN, ETC.

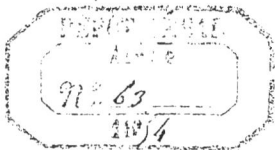

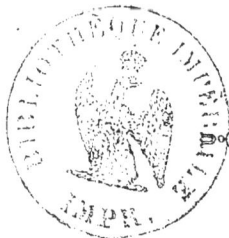

**SAINT-QUENTIN,**

IMPRIMERIE DOLOY ET PENET AINE, GRAND'-PLACE, N° 21.

—

**1854.**

# A MONSIEUR LE MINISTRE DE L'AGRICULTURE ET DU COMMERCE.

MONSIEUR LE MINISTRE,

Vous m'avez désigné comme *pouvant rendre d'utiles services dans les communes atteintes d'épidémie*, et vous m'avez ordonné de me rendre sur le champ dans le département de l'Aisne.

J'ai essayé de justifier la haute faveur dont j'ai été l'objet, en remplissant ma mission avec tout le zèle et tout le dévouement dont je suis susceptible.

Aujourd'hui, que ma tâche est accomplie, je viens soumettre à votre haute appréciation la *Relation complète de l'Epidémie cholérique de Montbrehain.*

Puissiez-vous, Monsieur le Ministre, regarder ce faible travail comme une marque de mon zèle pour le progrès de la science et le bien-être des populations, et daigner en accepter la dédicace comme un témoignage public de ma gratitude et de ma reconnaissance.

J'ai l'honneur d'être, avec le plus profond respect,

de MONSIEUR LE MINISTRE,

le très humble et très respectueux serviteur.

B. LUNEL.

MÉDECIN DE LA FACULTÉ DE PARIS,
*Membre de l'Académie des sciences de ( n.*

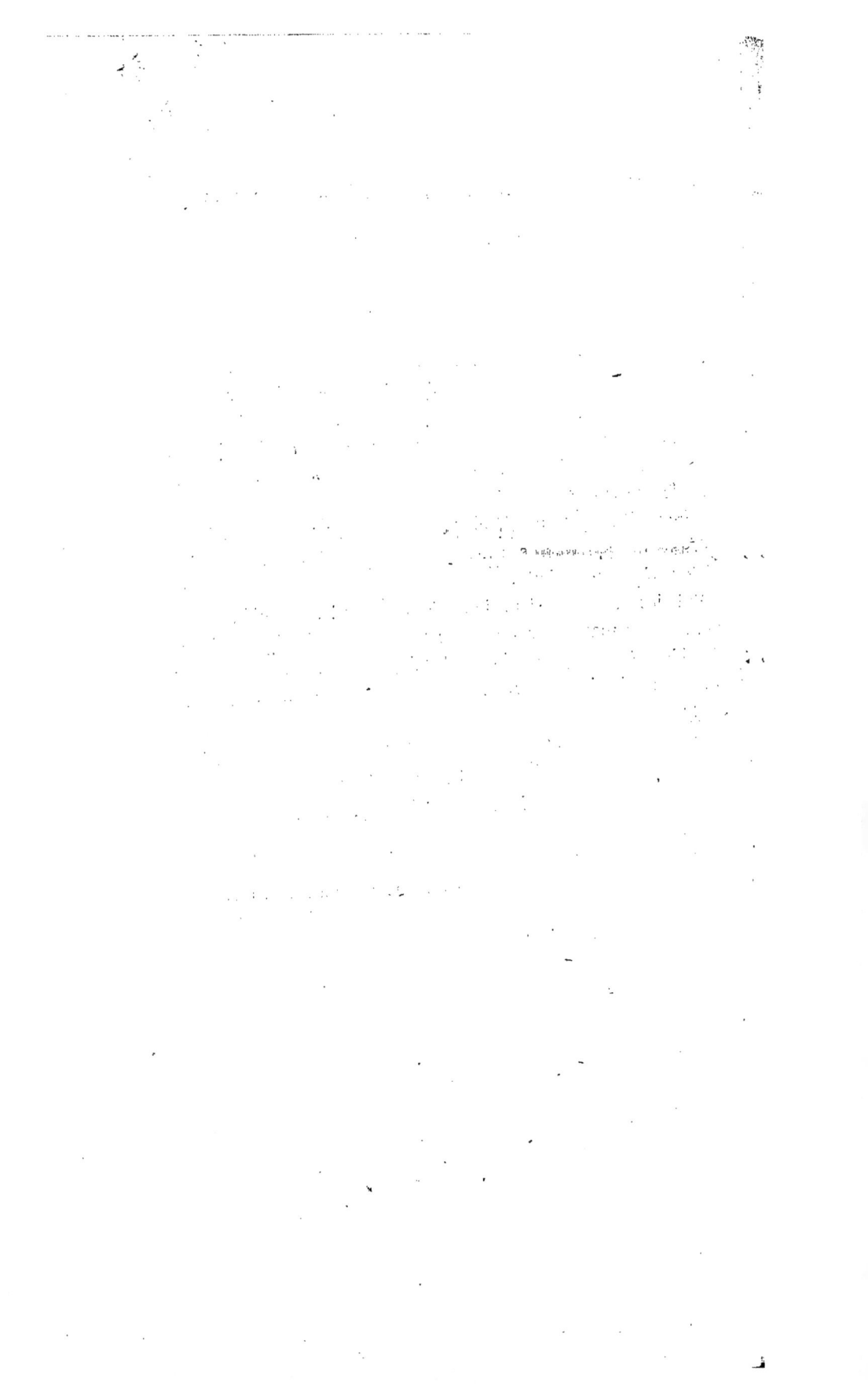

# RELATION

DE

## L'ÉPIDÉMIE CHOLÉRIQUE DE MONTBREHAIN.

La commune de Montbrehain est un village d'environ 2,000 habitants, situé à 15 kilomètres au nord de Saint-Quentin, département de l'Aisne : pays pittoresque et riant ; composé de maisons clairement semées au milieu d'épais feuillages.

C'est le 12 juillet 1854 que le choléra fit irruption dans la commune de Montbrehain, et vint semer l'épouvante parmi tous ses habitants. Du 12 juillet au 2 août à midi, il y avait eu, tant en cholérines, choléras et suettes, 102 cas de maladie, dont 34 décès. — Voici du reste le tableau récapitulatif des cas de maladies et de décès :

| | Hommes. | Femmes. | Enfants. | TOTAL. | | Hommes. | Femmes. | Enfants. | TOTAL. |
|---|---|---|---|---|---|---|---|---|---|
| CHOLÉRA (*). | 31 | 50 | 21 | 102 | DÉCÈS. | 9 | 17 | 8 | 34 |

C'est alors que M. le Sous-Préfet de Saint-Quentin, sur l'avis de M. le Maire de Montbrehain, écrivit à M. le Ministre de l'agriculture et du commerce, pour le prier d'envoyer dans cette commune un médecin de Paris, à l'effet de combattre le fléau qui désolait ses habitants. Le 1er août, je recevais de M. le ministre la commission suivante :

---

(*) Nous verrons par la suite qu'on avait compris à tort dans ce tableau tous les cas de maladie sous le nom de *Choléra*.

# A MONSIEUR B. LUNEL,

## MÉDECIN DE LA FACULTÉ DE PARIS,

### RUE JACOB, Nº 42.

———— ❖ ————

MINISTÈRE

DE L'AGRICULTURE

ET DU COMMERCE.

DIRECTION GÉNÉRALE.

—

BUREAU

de Police Sanitaire.

—•—

*Paris, le 1ᵉʳ août 1854.*

« MONSIEUR,

« Vous m'avez été désigné comme pouvant rendre
» d'utiles services dans les communes atteintes de l'é-
» pidémie. Je vous prie, en conséquence, de partir sans
» aucun retard pour Saint-Quentin.

» Vous vous présenterez, muni de cette lettre, devant
» M. le Sous-Préfet de l'arrondissement, qui vous diri-
» gera immédiatement sur les localités qui réclameront
» vos soins, notamment sur Montbrehain.

» M. le Sous-Préfet pourvoira à tous vos besoins, en
» attendant l'indemnité qui vous reviendra.

» Recevez, Monsieur, l'assurance de ma parfaite considération.

*Pour le Ministre et par délégation du conseiller d'État,*

Pour le chef de division,

» VAUDREMER. »

Nous partîmes de Paris le 2 août, à huit heures du matin, et
nous arrivions à Saint-Quentin vers une heure de l'après-midi.
M. le Sous-Préfet mit une voiture à notre disposition, et le même
jour, à dix heures du soir, nous étions arrivé chez M. le Maire
de Montbrehain.

Cet honorable magistrat nous reçut avec le plus vif empressement et la plus franche amitié. Il me mit en rapport sur le champ
avec M. Dieu, médecin de la commune, chez lequel je rencontrai
un accueil égal à celui qu'on m'avait fait partout.

Qu'on me permette de noter ce fait avec d'autant plus de plaisir,
qu'en général la meilleure confraternité n'existe pas toujours entre
les membres du corps médical. Nous nous entretînmes sur le champ
des moyens à opposer au fléau, des méthodes de traitement que

nous mettions en pratique, et après avoir ainsi consacré une heure à cette étude préparatoire, nous convînmes de faire ensemble notre visite le lendemain matin à 7 heures.

## VISITE AUX MALADES. (3 AOUT.)

Les conditions hygiéniques dans lesquelles nous avons trouvé les malheureux habitants de Montbrehain, ne sont point de nature à les préserver de l'épidémie qui sévit sur eux avec intensité. Il y avait à mon arrivée environ 50 malades, ce qui, sur une population de 2,000 âmes, offrirait 25,000 cas pour une population égale à celle de Paris.

L'hygiène, cet art qui a pour but de veiller à la conservation de la santé, surtout en temps d'épidémie, est inconnue à Montbrehain. Les maisons atteintes par le fléau sont toutes mal bâties, mal situées, mal éclairées, mal aérées, en un mot dans toutes les conditions favorables au développement de l'épidémie. Des personnes, au nombre de 8 ou 10, restent dans un espace de 8 à 10 mètres cubes, au lieu de 112 à 140 mètres cubes qu'exige l'hygiène. Ajoutons que la plupart de ces maisons sont au milieu de terres, de fumiers, de puisards ; qu'elles sont mal tenues, encombrées d'hommes et de choses, et nous savons que l'encombrement est la source de toutes les maladies qui reconnaissent pour cause un empoisonnement miasmatique du sang. (1)

Notre arrivée avait été précédée, à Montbrehain, de l'instruction populaire suivante, répandue par les soins de M. Gérard, maire, dans toute la localité :

## INSTRUCTION POPULAIRE

### SUR LE CHOLÉRA.

« Le choléra est ordinairement précédé de légers symptômes
» auxquels on ne porte pas assez d'attention et qu'il suffit de dis-
» siper pour arrêter le mouvement ultérieur de la maladie.

« Le plus commun de ces symptômes, c'est la diarrhée. Il est
» donc de la plus grande importance de se soigner dès que ce
» symptome se manifeste, quelque léger qu'il soit.

---

(1) Nous devons parler néanmoins d'un singulier quatrain qui circule dans toutes les bouches, à Montbrehain, et qui renferme quelques conseils hygiéniques : nous le donnons tel qu'il existe, sous le rapport de la facture des vers.

Tiens tes pattes en chaux,
Tiens vides tes boyaux,
Ne vois point Marguerite,
Du choléra tu seras quitte.

» Les moyens les plus simples à employer, en attendant le
» conseils du médecin, sont les suivants :

» 1° Diminution ou abstinence complète d'aliments ;

» 2° Usage du riz ou de ses préparations ;

» 3° Infusion légère de thé ;

4° Administration de quarts de lavements émollients et cal-
mants, tels que faits avec une décoction de racines de guimauve
et de tête de pavot.

« Si la diarrhée persiste, et à plus forte raison si d'autres sym-
» ptômes l'accompagnent, il faut en toute hâte faire appeler un
» médecin.

» D'autre part, les soins hygiéniques, si utiles dans tous les
» temps pour la conservation de la santé, deviennent surtout
» indispensables à l'époque des épidémies.

» Il importe donc de se vêtir chaudement et d'éviter les refroi-
» dissements ; de se tenir avec propreté ; de vivre plus régulière-
» ment encore que de coutume ; d'éviter les excès de nourriture
» ou de quelque autre nature qu'ils soient : les excès disposant,
» ainsi que l'abus des spiritueux, à la maladie.

» Il importe également de tenir avec le plus de soins possible
» l'intérieur des habitations et d'éviter tout ce qui peut vicier
» l'air.

» Ces conseils peuvent être suivis par tout le monde, et leur
» observation suffit presque toujours pour prévenir la maladie. »

Le 3 août, nous avons fait une première visite aux 50 malades
atteints par l'épidémie de Montbrehain.

On a pu remarquer, page 3 de cette brochure, que le tableau récapitulatif des cas de maladies et de décès, du 12 juillet au 2 août
à midi, présentait l'état suivant :

CHOLÉRAS . . . . . . . . . 102 cas.
DÉCÈS . . . . . . . . . 34

Il n'était nullement question dans ce tableau dressé par le greffier de la Mairie, des cas moyens de choléra : il fallait donc
établir le diagnostic entre le premier degré du choléra (cholérine) et le choléra confirmé.

La première visite que je fis avec M. Dieu, médecin de Montbrehain, amena le résultat suivant :

CAS DE CHOLÉRA GRAVE. . . . 18
CAS DE CHOLÉR MOYENA . . . 27
SUETTES . . . . . . . . 4

Il y a eu la même journée, 4 décès.

Je revis seul, le soir, tous les malades que j'avais visités le
matin avec le médecin de Montbrehain, et le diagnostic que nous
avions établi le même jour était encore exact.

Mais ici, je dois faire connaître les sensations que firent en moi
les malades de Montbrehain.

En général, les épidémies qui atteignent les habitants d'une
grande ville, telle que Paris, Londres, etc., ne frappent que sur
la classe qu'on appelle indigente, classe composée de pauvres

gens logées dans des maisons tenues malproprement, mal aérées, et souvent peu accessibles à la lumière bienfaisante du soleil.

J'ai vu à Paris bien des cas de choléra, mais je n'ai rien vu, quant aux conditions hygiéniques dans lesquelles se trouvaient les individus qui en étaient frappés, de semblable à ce que m'offrit Montbrehain.

Qu'on se figure tout d'abord un pays dans lequel on ne voit aucune maison à étages ; les logements des pauvres sont tout ce qu'on peut voir de plus triste, de plus affreux. Pauvres chaumières de terre, de bois, couvertes de paille, et où il semble qu'on ait voulu économiser l'air, puisque les fenêtres ne s'ouvrent presque jamais, ou sont scellées pour la plupart !

Ensuite une population ne mangeant que rarement de la viande, surtout depuis une année, ne buvant que de l'eau ou de la bière. enfin mal vêtue et exposée à une foule d'influences hygiéniques fâcheuses.

Telles sont les conditions dans lesquelles l'épidémie a trouvé les habitants de Montbrehain.

Voyons les causes, autres que celles énoncées, qui ont pu favoriser le développement du choléra à Montbrehain :

1° *D'abord la peur* (1), dont les inconvénients moraux sont funestes. Plus dans les campagnes que partout ailleurs , la peur existe, attendu que pour beaucoup de paysans , surtout des femmes, le choléra est contagieux. En vain le courage des médecins prouve le contraire, en vain elles voient leurs maris passer impunément les jours et les nuits auprès des pauvres cholériques , et cela sans coup férir, elles n'en poussent pas moins la prudence jusqu'à s'abstenir de tout contact, médiat ou immédiat avec le malade.

Disons du reste que toutes les campagnardes ne sont pas aussi peureuses, et qu'il en est un certain nombre qui ne passent pas leurs instants à réfléchir si le mal peut se communiquer ou non, mais qui soignent leurs parents, leurs enfants, leurs amis même avec un zèle et un dévouement que nous ne saurions trop admirer. Mais, de même que quelques hommes, beaucoup de femmes ont peur, et aussitôt leurs forces les abandonnent ; leurs jambes fléchissent sous elles , elles deviennent pâles , puis l'intestin s'irrite, l'estomac se révolte, et voilà , sinon le choléra, du moins la cholérine déclarée ; donc la

---

(1) Nous devons citer ici un fait qui honore au plus haut point M. le docteur Cordier, chirurgien de l'hôpital de Saint-Quentin , qui est venu à Montbrehain dans le commencement de l'épidémie. Ayant appris que plusieurs personnes avaient quitté cette commune, et afin de dissiper les craintes malheureuses de plusieurs autres qui supposaient la maladie contagieuse et se sauvaient au lieu de porter des secours aux cholériques, M. le docteur Cordier se revêtit de la chemise du nommé Marlier Delaporte, gravement atteint du choléra, et la garda au lieu de la sienne qu'il retira, pendant six heures, faisant ainsi comprendre par son exemple et son courage, à un grand nombre d'habitants, qu'il n'y avait aucun danger à prodiguer aux cholériques tous les soins empressés que réclame leur état.

peur est une mauvaise conseillère, et aussi à craindre que le fléau lui-même.

2° *Les excès en nourriture ou en boissons* sont, en général, une des causes de l'épidémie cholérique ; mais à Montbrehain, la sobriété forcée et désespérante des malheureux que le fléau a atteints est pour nous une preuve convaincante qu'elle a favorisé l'invasion et la durée de l'épidémie ; nous l'avons dit, les habitants de cette commune mangent rarement de la viande ; ils font usage en outre de mauvaises boissons, de pauvres légumes, d'un pain indigeste. — Avec un tel régime, peut-on, même en temps ordinaire, se bien porter ? Au contraire, les personnes qui habitent des maisons vastes et aérées, qui peuvent user d'une alimentation saine et réparatrice ont presque toutes échappé au fléau. Nous allons même plus loin : c'est que nous avons vu des individus assez riches, faire de nombreux excès de table et de boissons, sans qu'il en soit résulté, le moindre inconvénient pour leur santé.

Nous avons été, d'ailleurs, à même de constater que les auteurs qui avaient proscrit les fruits et les légumes en temps de choléra, s'étaient parfaitement fourvoyés, puisque toutes les personnes que nous avons vu manger dans un même repas et les viandes les plus nutritives, et les fruits de toute espèce, n'avaient eu qu'à se louer de cette alimentation rationelle.

3° *Fatigues physiques.* — Il est incontestable que dans les campagnes, les habitants qui sont forcés de travailler constamment, non seulement débilitent un corps qu'ils ne peuvent réparer suffisamment, mais encore ne prennent aucun soin physique de leur personne. Jamais, en général, ils ne prennent de bains. Puis, après avoir sué *sang et eau*, comme ils le disent vulgairement, ils restent plusieurs heures sans changer leurs vêtements mouillés et s'exposent ainsi à des refroidissements qui appellent chez eux l'épidémie. Ils devraient donc quand le choléra les atteint dans une contrée, prendre quelques précautions qui les missent un peu à l'abri.

4° *Manque de soin pour les petites indispositions.* — Si un habitant des campagnes voyait le feu prendre à un coin de sa maison et qu'il attendît que l'incendie eût fait de grands dégâts pour l'éteindre, on dirait que cet homme est bien imprudent. — Eh bien ! c'est ce qui arrive pour l'épidémie. Les moindres dérangements de corps, qui doivent alors être surveillés avec la plus grande attention, sont négligés tout d'abord, et nous avons vu plus d'une fois des individus de Montbrehain nous dire : VOILA QUINZE JOURS QUE J'AI LE CORPS LACHE, QU'EST-CE QUI FAUT FAIRE? Eh bien ! nous devons dire que quelques-unes de ces personnes sont mortes, pour avoir dédaigné de consulter un médecin au début de leur maladie, alors que la médecine est puissante, ou même quelquefois pour n'avoir suivi qu'à demi nos prescriptions.

5° DÉFAUT DE SOINS PENDANT LES CONVALESCENCES.. — A Montbrehain, comme partout ailleurs, on ne tient pas assez compte des dangers de la convalescence des cholériques. L'on croit que lorsqu'on a échappé aux diverses périodes de la maladie, tout est dit. Les médecins savent à quoi s'en tenir à cet égard, et ils peuvent affirmer que quelques personnes ont succombé aux accidents de la convalescence, par défaut de précautions.

---

## ETUDE DE LA MALADIE.

Le choléra à Montbrehain s'est présenté avec ses allures ordinaires : Vomissements et selles de matières aqueuses, blanchâtres ; plus tard, quelquefois dès le début, suppression de la secrétion urinaire, refroidissement de tout le corps, même de la langue, couleur violacée de la peau, qui devient flasque, ridée; dypsnée, amaigrissement rapide.

Quelquefois, l'invasion de cette maladie était brusque, et nous avons vu des malades enlevés en 12 à 15 heures ; d'autres fois, un malaise particulier que l'on nous définissait par ces mots : MONSIEUR LE MÉDECIN, NOUS SOMMES TOUT DROLES DEPUIS HIER, DEPUIS CE MATIN ; de la faiblesse, de la perte d'appétit, RAREMENT DES DOULEURS DE VENTRE. Enfin, une diarrhée jaune, muqueuse, des sueurs, l'accélération et quelquefois la lenteur du pouls, constituaient le premier degré de cette affection redoutable, premier degré auquel divers auteurs donnent le nom de CHOLÉRINE. Du reste, quelques cas de cholérines se sont terminés par la mort. (Voir notre troisième observation, page 15.)

Lorsque le choléra est confirmé les symptômes acquièrent une affreuse intensité. Des vomissements et des selles, d'abord de matières billeuses, séreuses, albumineuses, puis blanchâtres, ressemblant à une décoction d'eau de riz, se manifestent et se succèdent avec une rapidité effrayante pour le malade et pour les spectateurs. La soif devient vive : le patient ne cesse de demander des boissons froides, glacées, acidulées ; le ventre est rétracté, peu sonore, quelquefois le siége de douleurs que la pression augmente. Les matières vomies sont d'une odeur fade, les selles fétides.

Le *pouls*, quoique souvent petit, faible, monte à 120, 130, 140 pulsations. J'ai pu constater que sa force diminuait en raison directe de sa fréquence.

La *respiration* était souvent anxieuse, difficile, quelquefois très accélérée (grave). La percussion et l'auscultation n'ont pu nous faire découvrir, dans quelques cas que ce soit, le moindre trouble morbide. Nous avons remarqué chez la plupart de nos cholériques, un affaiblissement assez marqué de la voix : dans la seconde période de la maladie (cyanose) il y avait même chez quelques-uns, aphonie complète.

Le *facies* était aminci, affilé : les yeux vifs néanmoins, signe d'irritation cérébrale. Quelques-uns éprouvent des bourdonnements d'oreilles, de la céphalalgie, des vertiges. D'autres, des crampes douloureuses dans les mollets, les bras, les doigts même. C'est alors que le malade s'affaiblit considérablement, que son visage exprime l'anxiété, l'angoisse, la souffrance ; que ses yeux s'enfoncent dans leurs orbites ; qu'ils se bordent d'un cercle bleuâtre, noir.

La langue est blanche, bleuâtre, pâteuse. Nous l'avons trouvée de couleur CENDRE VERTE chez un nommé Devillers Norbert, ce qui nous a frappé singulièrement. (Voir l'observation anatomique que nous avons faite sur ce sujet, page 14.)

Quant à l'intelligence, elle est intacte.

Enfin, si les accidents vont en s'augmentant, le corps se refroidit, la face se cyanose, ainsi que la pulpe des doigts et des orteils, surtout au pourtour des ongles  Quant à la peau de ces parties, elle est flasque, ridée, comme si elle avait séjourné quelque temps dans un bain chaud. Elle conserve assez bien le pli qu'on lui donne lorsqu'on la pince entre les doigts. TOUTES LES SECRÉTIONS diminuent, s'arrêtent quelquefois complétement ; et le malade entre en pleine cyanose.

Alors les membres et la face se cyanosent complétement, l'humeur aqueuse de l'œil se résorbe, la peau est froide quoique souvent couverte d'une sueur visqueuse. Un thermomètre que nous avons placé sous l'aisselle d'un nommé Jules-Edmont Demer est descendu à 10° 6 1/0 ; chez un autre, marquait 12° ; chez un troisième, 13° 6 1/0 ; les vomissements diminuent, mais les selles sont souvent involontaires ; la voix généralement éteinte ; l'haleine très froide, les battements du cœur presque nuls. La sensibilité tactile devient nulle aussi ; tous les sens sont obtus : chez deux malades, nous avons rencontré du délire, les autres sont morts lentement et quelquefois tout à coup.

Si le malade ne périt pas dans cette période dite ALGIDE, D'ASPHYXIE, l'état morbide se rétablit peu à peu ; il n'y a plus ni selles, ni vomissements, ni crampes, mais souvent des congestions sanguines au cerveau, à la poitrine, et plusieurs convalescents ont succombé à la suite de ces inflammations que rien n'a pu combattre avec succès.

Disons que les effets de la réaction se manifestent souvent sur l'estomac, de là cette douleur vive qu'accusent les malades, ces nausées, ces vomissements de matières de diverses couleurs, ces hoquets incessants. Dans d'autres cas, surtout chez les femmes et les vieillards, la réaction se porte vers les poumons ; de là, toux violente, dypsnée considérable, fièvre, enfin tous les phénomènes morbides de l'engorgement pulmonaire hypostatique.

Nous avons vu plusieurs exemples de choléra foudroyant.

Quant à la convalescence, elle était plus ou moins rapide : ainsi quelques malades reprenaient assez promptement leurs forces, d'autres restaient plus d'un mois d'une faiblesse excessive.

# TRAITEMENT.

Nous l'avons établi ainsi :
1°. MOYENS HYGIÉNIQUES;
2°. MOYENS THÉRAPEUTIQUES.

## MOYENS HYGIÉNIQUES.

En prescrivant ces moyens , nous savions parfaitement qu'il nous était impossible d'atteindre la cause essentielle du choléra ; néanmoins, il est des moyens prophylactiques que l'expérience a signalés comme pouvant intervenir avec quelques succès contre certaines conditions locales ou individuelles.

C'est ainsi que nous avons recommandé la plus grande propreté dans les logements, le renouvellement constant de l'air, de grands feux dans les habitations , un régime diététique variable selon les âges, les habitudes, le tempérament, etc.

Nous avons beaucoup insisté sur l'importance

1° D'éviter le froid et l'humidité, surtout la nuit , parce que nous avions l'expérience que les 3/4 des cas de choléra s'étaient manifestés de minuit à 4 heures du matin ;

2° D'entretenir la chaleur animale par des exercices musculaires bien combinés; par des frictions, etc.

3° De se nourrir convenablement, et surtout d'éviter la bière , le cidre, le lait, etc.

4° De se vêtir chaudement.

## MOYENS PHARMACEUTIQUES.

### CHOLÉRA MOYEN.

Air pur, souvent renouvelé. — Diète absolue. — Eau de riz avec sirop de coing. — Lavements amylacés, laudanisés. — Tilleul, camomille. — Sinapismes, pediluves sinapisés, etc.

### CHOLÉRA GRAVE.

#### I.

#### PÉRIODE ALGIDE.

1° Nous cherchions à ramener la chaleur, la circulation et à provoquer la réaction par les moyens suivants :

Malade placé dans un lit chaud. — Enveloppé dans des couvertures de laine. — Bouteilles de gré remplies d'eau bouillante. — Frictions stimulantes sur les membres, l'épigastre, le rachis. — Frictions rubéfiantes. — Liniment ammoniacal, au SULFATE DE

STRYCHNINE. — Infusions chaudes de tilleul, de fleurs d'oranger, de menthe, de thé, de camomille, etc.

2° NOUS COMBATTIONS LA CYANOSE PAR : Sirop de groseille, de limon, éther, potions à l'acétate d'ammoniaque, au sulfate de Strychnine.

3° NOUS CALMIONS LES DOULEURS ABDOMINALES ET NOUS MODÉRIONS LES SELLES par : Cataplasmes émollients, laudanisés; demi-lavements amylacés, opiacés, astringents.

4° NOUS MODÉRIONS LES VOMISSEMENTS par : Limonade, eau de seltz, sous-nitrate de Bismuth, bi-carbonate de soude.

5° Nous apaisions les crampes par frictions avec l'huile de camomille camphrée, liniment ammoniacal, huile de thérébentine, laudanum, etc.

## II.

#### PÉRIODE DE RÉACTION.

1° Si elle était forte : Antiphlogistiques, boissons émollientes, revulsifs sur la peau.

2° Si elle était modérée : Médecine des symptômes.

Nous combattions les différents états typhoïde, comateux, ataxique, adynamique, etc., par les moyens appropriés.

*Nota.* Nous avons employé sans succès, même dès le début de la maladie, quelques prétendus spécifiques qui n'ont amené aucun résultat, entre autres le *sulfate de Strychnine.*

## OBSERVATIONS DIVERSES,

#### EXPÉRIENCES, ETC.

### I

**Observation d'anatomie pathologique faite sur le nommé Norbert-Devillers, décédé le 4 août 1854, à Montbrehain.**

Le cadavre de Norbert, qui est mort dans la seconde période dite *Cyanose*, avait perdu peu à peu sa chaleur. — Sa langue était de couleur *cendre verte*, même plusieurs heures avant la mort. La teinte cyanosée de la face et des membres était conservée; l'humeur aqueuse de l'œil, résorbée; le corps amaigri; les muscles mous, peu consistants, violacés, presque noirs, et cette coloration, qui existait jusqu'au milieu de la couronne des dents, devait très probablement se retrouver dans la plupart des os spongieux.

Certes que la phlegmasie ne pouvait être la cause de ces diverses colorations, mais qu'elles doivent être rapportées uniquement à la stase du sang dans les vaisseaux.

J'ai remarqué, dans l'arrière bouche une éruption de petits corps durs, opaques, de la grosseur d'un grain de chenevis, et c'est sans doute une éruption de ce genre que *Czermak* et *Hirts* disent avoir rencontrée dans toute l'étendue des voies digestives, depuis l'œsophage jusqu'au rectum.

Pour moi, je crois pouvoir affirmer que ces corpuscules constituent une éruption spéciale au choléra, analogue aux pétéchies de la fièvre thyphoïde ( ce que d'ailleurs j'avais remarqué à Paris il y a quelques mois), et je ne partage à cet égard nullement l'avis de certains auteurs qui la considère comme *des papilles intestinales tuméfiées.*

Quoi qu'il en soit, je n'ose faire de cette éruption le caractère anatomique de la maladie, et je regrette de ne pouvoir, à l'exemple de Serres et de Nonat, ces deux grands maîtres de notre art, donner au choléra qui présente cette éruption spéciale le nom de *choléra psorentérique.*

## II

Plusieurs auteurs parlent d'éruptions de rougeole, de scarlatine, de roséole, d'urticaire, enfin de parotides, qui auraient été observées dans la période de réaction du choléra. — Nous avons essayé de vérifier ce fait, mais nous devons dire que sur 70 cas de choléra que nous avons soumis à cet effet aux plus minutieuses investigations, il nous a été impossible de constater aucune espèce d'éruption ni de parotides. — Nous pouvons donc conclure de là que ces éruptions, et même les parotides, dans la période de réaction, sont assez rares.

## III

Nous avons eu exemples de cholérines qui sont devenues mortelles par épuisement. Nous notons ce fait avec d'autant plus de soin, que M. Magendie l'avait déjà signalé, bien que quelques auteurs n'avaient pu le constater.

## IV

Quelques auteurs, entre autres MM. Gérardin et Gaimard, ont signalé que la température de la peau des cholériques était descendue jusqu'à 14° Réaumur; nous avons répété cette expérience, et un thermomètre que nous avons placé sous l'aisselle d'un nommé Jules Edmond Demer est descendu à 10° 6/10; chez un autre il a marqué 12°; chez un 3°. 13° 6/10. Nous sommes persuadé que ce n'est point encore là le terme du refroidissement de la peau; car dans un cas de choléra foudroyant (1), dont fut atteint le nommé Beuval, boucher, le dimanche 13 août 1854, nous avons pu apprécier que le thermomètre serait descendu à 5°, même à 4°.

(1). Nous appelons choléra foudroyant, celui qui débute brusquement par les symptômes les plus graves qui caractérisent l'état algide.

Nous devons dire cependant que malgré cet abaissement cousidérable de température de la peau, plusieurs malades se plaignaient de la chaleur qu'ils disaient éprouver.

## V

On a cherché à établir en principe que les accidents étaient plus graves au début de l'épidémie que vers son déclin : ce fait a été complètement démenti dans l'épidémie de Montbrehain où le contraire semble plutôt avoir eu lieu.

## VI

Le docteur Sandras, dans sa relation du *choléra épidémique de Pologne, d'Allemagne*, etc. dit que quelques malades éprouvent une douleur plus ou moins vive au cœur. Deux cas de choléra, celui d'une femme et celui d'un vieillard nous ont fourni la preuve de l'assertion de Sandras.

## VII

Le même auteur dit encore que lorsque les malades jettent des cris, dans le choléra, ceux-ci sont lamentables et perçants : nous avons été à même de le constater chez les nommés Jules Dohen, Léon Trocmé, et quelques autres.

## VIII

Plusieurs malades se plaignaient souvent à nous, de douleurs pongitives dans la plupart des régions thoraciques et particulièrement dans les attaches du muscle diaphragme.

## IX

On a dit que les narines des cholériques étaient revêtues d'une couche pulvérulente et qu'au lieu de s'entrouvrir pour donner passage à l'air, elles étaient souvent closes et semblaient s'opposer à son introduction. Nous n'avons constaté nulle part ce phénomène ; au contraire, quelques flacons d'odeur que nous présentions aux cholériques étaient perçus comme à l'ordinaire.

## X

M. Bégin dit avoir vu plusieurs fois, chez des cholériques, la teinte ictérique succéder à la cyanose : nous avons constaté pleinement ce fait chez la veuve Clouet ; elle conserva cette teinte ictérique plus de 6 jours avant sa mort.

## XI

La forme de *choléra sec*, dans lequel les malades n'éprouvent que des crampes et de la cyanose, et dont parlent MM. Cauvière, Rey et Rousset (1), doit être extrêmement rare ; puisque nous n'en

---

(1) Membres de la commmission envoyée de Marseille à Paris en 1832.

avons point trouvé un seul cas à Montbrehain ni dans les nombreux cas que nous avons vu dans les hôpitaux depuis plus d'une année.

## XII

Il est si vrai que tout le corps diminue de volume dans le choléra, que les bagues que les cholériques portent aux doigts s'en échappent après 24 à 30 heures de souffrances.

## XIII

On a dit que la putréfaction n'arrivait chez les cholériques que 4 à 5 jours après la mort; nous en avons vu cependant un grands nombre qu'on n'aurait pu garder chez soi sans danger 6 à 8 heures après leur mort.

## XIV

Le docteur Fabre a écrit que plusieurs fois la mort avait été précédée de selles sanguinolentes: nous avons constaté une fois ce résultat.

## XV

Il est très vrai que la grossesse, l'état de nourrice ne préservent pas du choléra ; nous en avons eu plusieurs exemples. Une jeune dame prise d'une attaque de choléra avorta.

---

# CONSEIL MUNICIPAL DE MONTBREHAIN.

### Séance du 13 Août 1854.

### Présidence de M. GÉRARD, Maire.

A midi 1/2, M. le Président annonce que la séance est ouverte. Il fait donner lecture par le Secrétaire de la lettre suivante que les médecins MM. B. Lunel et Dieu lui ont adressée.

### A M. le Maire de Montbrehain.

Montbrehain, 12 août, 1854, 10 heures du soir.

M. LE MAIRE ,

« L'épidémie qui sévit dans la commune de Montbrehain ne doit
» point seulement être combattue par les moyens trop souvent
» impuissants de la médecine proprement dite: il faut encore que
» nous puissions placer les individus attaqués dans des conditions
» hygiéniques, telles qu'elles concourent, avec les agents théra-
» peutiques, à combattre plus sûrement les symptômes de la ma-
» ladie.
« Un des points les plus importants, c'est que les cholériques
» respirent un air pur, souvent renouvelé; qu'ils soient dans des

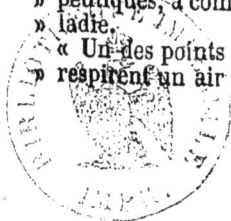

2

» chambres spacieuses et bien éclairées; couchés proprement,
» convenablement; enfin que la maison qu'ils occupent soit car-
» relée ou planchéiée; que leurs fenêtres soient vastes et pourvues
» de rideaux.

« Mais que voyons-nous à Montbrehain ? »

1º Des maisons manquant d'air presque complètement ou ne renfermant qu'une atmosphère infecte, imposssible à renouveler.

2º Des malades couchés dans des cabanes où l'on peut tout au plus placer un lit, encore ce lit n'est-il le plus souvent qu'une pauvre paillasse malpropre ;

3º Des maisons mal situées, souvent au milieu de fumier fétide, non carrelées, mais sur un sol humide, sale, boueux, raboteux, nauséabond ;

4º Au lieu de croisées, bon nombre de chambres ont des trous, bien bouchés par des planches ou des vitres, car la parcimonie de leurs habitants est telle, qu'ils préfèrent être exposés à la fièvre thypoïde, au choléra, plutôt que de payer annuellement quelques centimes.

« En présence de tels faits, M. le maire, et pour diminuer,
» autant qu'il est en nous, l'intensité du fléau, éviter l'apparition
» de nouveaux cas dans les maisons qui ont déjà été atteintes ;
» empêcher des malheureux de mourir sans soins et sans secours,
» sauvegarder enfin le reste de la population, nous avons l'hon-
» neur de vous proposer de faire construire à la hâte une ambu-
» lance de 15 mètres carrés sur 7 m. de hauteur, dans laquelle
» il nous sera facile de placer vingt cas graves de choléra d'une
» manière convenable, hygiénique, et susceptible d'amener la
» guérison de plusieurs individus.

» Monsieur le Maire, Le choléra coûte toujours cher aux lieux
» qu'il envahit; aussi, s'il vous était possible d'accéder à la
» demande que nous avons l'honneur de vous faire, vous
» rendriez à la commune dont vous êtes le premier magistrat,
» un des plus grands services. Sans doute, nous pouvons es-
» pérer que l'épidémie disparaîtra bientôt, mais l'expérience
» nous prouve qu'un tel ennemi est souvent traître et perfide, et
» qu'il y a toujours prudence et sagesse à se prémunir contre ses
» éventualités.

» Nous avons l'honneur d'être,

» de Monsieur le Maire,

» Les très humbles et très respectueux serviteurs,

» **B. Lunel,**
» Médecin commissionné par le ministre.

» **Dieu,**
» Médecin à Montbrehain. »

M. le Président. Au reçu de cette lettre, Messieurs, j'ai cru devoir prendre des mesures pour vous convoquer immédiatement, afin d'obtenir votre avis sur la demande qui nous est faite. Je vais prier du reste M. Lunel de nous donner quelques développements sur la proposition qu'il m'a faite d'établir une ambulance.

M. B. LUNEL. D'abord, Messieurs, je dois vous remercier de l'honneur que vous m'avez fait de m'admettre parmi vous. Je n'ai accepté votre honorable invitation que dans l'idée bien arrêtée que je pourrais éclairer la discussion qui va s'ouvrir : il est des choses que le médecin seul est apte à bien juger, parce que seul il les comprend et en fait l'application chaque jour.

La proposition que j'ai eu l'honneur de vous faire, m'était commandée impérieusement par mon titre et par les circonstances. Commissionné par M. le ministre de l'agriculture *dans le but de rendre d'utiles services dans les communes atteintes du choléra* (sic) je ne pouvais manquer à la mission qui m'est confiée, en ne recherchant point les moyens de combattre le fléau par tout ce que l'hygiène et la thérapeutique nous offrent de ressources.

Les circonstances dans lesquelles se trouve la malheureuse commune de Montbrehain me commandaient surtout la proposition de créer une ambulance.

En voici les motifs :

Il faut avoir vu, Messieurs, comme nous, la demeure de la plupart des individus frappés par le fléau. En général, Messieurs, du moins en France, les habitations des villages, des bourgs sont salubres. Elles sont ordinairement grandes, élevées, bien aérées, bien distribuées, souvent entre cour et jardin.

Mais les maisons qui comptent des cholériques dans cette commune, semblent rivaliser de misère, d'incurie avec les chaumières des habitants de la Sologne, avec les masures du Doubs, de l'Allier, avec les huttes des sauvages! Quel spectacle hideux, Messieurs, que celui de la partie de Montbrehain appelée le Désert, dans lequel nous passons une partie de notre mission! Autour de misérables masures, inaccessibles à l'air et à la lumière, se trouvent amoncelés des fumiers couverts d'immondices et de matières fécales, et ruisselant de toutes parts des liquides infects, chargés de miasmes délétères! Et cependant, Messieurs, nous avons passé la moitié des jours et des nuits au milieu de ce désert, que notre immunité contractée par l'habitude de vivre dans les foyers épidémiques nous permettait d'affronter impunément!

Aussi, Messieurs, comme l'épidémie a pu sévir à son aise dans les cabanes du désert, et s'appesantir sur leurs malheureux habitants! Comme elle a pu envelopper de son hideux manteau les vieillards, les femmes et les enfants! Comme elle a jeté partout l'épouvante et l'effroi! comme elle a fait du lugubre désert un séjour de souffrances, de larmes et de deuil! C'est en présence de tels faits, c'est en voyant des cholériques mourir sans secours, abandonnés qu'ils sont de tous ceux que la peur éloigne de leur triste réduit; c'est en voyant la maladie s'étendre, se gagner par infection par les parents que leur zèle et leur dévouement portent à soulager ceux qui leur sont chers, que nous venons vous demander l'établissement d'une *ambulance*. Que ce mot ne vous effraie pas, Messieurs, il est des moments où il faut répondre aux exigences hygiéniques, où il faut tout faire pour sauvegarder l'existence des malheureux atteints par un fléau destructeur.

Un Membre du conseil municipal. Je comprends, Messieurs, toute la portée des paroles pleines de justesse que vient de faire entendre l'honorable médecin commissionné par M. le Ministre, Oui, je pense qu'une ambulance peut rendre de grands services dans une commune atteinte d'épidémie, mais j'adresserai deux questions importantes au conseil. 1° Où placera-t-on cette ambulance ; 2° les cholériques voudront-ils y aller ? Pour ma part, je crois que si l'on établit l'ambulance dans la commune, bien des personnes craintives s'élèveront contre cette utile mesure : d'un autre côté, je suis persuadé que les malades préféreront mourir chez eux, que de se rendre dans l'ambulance que nous leur destinons.

M. B. Lunel. La question du siège de l'ambulance est certainement de nature à effrayer quelques esprits, parce que plusieurs personnes supposent le choléra contagieux. Je dois, Messieurs, vous rassurer à cet égard, en vous disant que rien n'est moins prouvé que cette prétendue contagion. Permettez-moi à ce sujet de vous citer quelques lignes d'un mémoire sur la propriété épidémique du choléra, lu à l'Académie impériale de médecine par l'un de ses membres les plus capables et les plus dévoués, M. le docteur Jolly. J'ai fait demander tout exprès ce mémoire à son savant auteur, qui a bien voulu me l'adresser immédiatement à Montbrehain.

Écoutez, Messieurs.

Quelle que soit l'acception du choléra pour certains lieux et pour certaines personnes, il reste un grand fait à signaler tout à la fois à la science de l'hygiène et à l'administration sanitaire ; c'est que, jusqu'à ce jour, la propriété épidémique du choléra n'a eu besoin, pour s'exercer comme pour se propager, ni des personnes, ni des objets intermédiaires ; partout elle a pu se suffire à elle seule pour se transmettre d'un lieu dans un autre, pour atteindre des habitations parfaitement isolées, pour franchir des lieux séparés par des déserts, pour fondre sur des navires en mer, pour s'abattre sur des populations insulaires. Et partout l'expérience n'a fait que justifier un pareil fait.

Dans plusieurs contrées de l'Inde, en Egypte, et notamment à Alexandrie, où l'on croit un instant à la contagion, un grand nombre de familles se soumettent à toutes les rigueurs de la quarantaine et n'en subissant pas moins les funestes atteintes du choléra. Il en est de même en Pologne, en Silésie, en Hongrie, où l'épidémie atteint dans leur fuite et frappe dans leur retraite isolée, les grands seigneurs, les hauts personnages de ces contrées. On avait fait plus en Russie. A Moscou, par exemple, les précautions les plus sévères sont prises contre la contagion. Des quarantaines rigoureuses sont établies entre chaque localité, entre chaque quartier. La population, divisée en 47 quartiers, est séparée par des barrières infranchissables, et ces barrières, elles s-mêmes, sont gardées par des corps-de-garde parfaitement isolés. Toutes les maisons signalées comme suspectes, sont rigoureusement sequestrées, et le choléra n'en franchit pas moins tous les lieux intermédiaires, sans le secours des personnes, sans s'inquiéter des mesures et des obstacles qu'on lui oppose.

De telles épreuves devraient déjà paraître quelque peu concluantes, car elles sont assez *positives* pour nous donner la mesure de la puissance libre et spontanée de l'épidémie cholérique, pour nous prouver jusqu'à l'évidence qu'elle sait parfaitement s'affranchir de toute intervention quelconque, pour poursuivre et accomplir par elle seule ses plans de migration et d'invasion, qu'elle ne tient que d'elle-même.

Que si l'on nous demande maintenant des contre-épreuves, c'est-à-dire des faits *négatifs* ou témoignant de l'impuissance des individus malades à transmettre le choléra, elles ne nous manqueront pas. Et, pour cette fois, nous n'irons les chercher ni dans les déserts de l'Égypte, ni dans les régions lointaines que l'épidémie a visités; car nous les trouvons en surabondance et pour ainsi dire toutes vivantes autour de nous.

Il n'y a eu, en France, de cordon sanitaire nulle part; et le *choléra a toujours été aussi libre que l'air*, et toujours il a pu trouver, dans le mouvement continuel des populations, dans l'intermédiaire des personnes et des objets en circulation, tout ce qui pouvait assurer son importation ou sa transmission, s'il avait pu avoir besoin d'un tel auxiliaire. Eh bien! qu'est-il arrivé? Sur 86 départements, 38 ont été préservés en 1832, et 34 en 1849. Sur les 4,000 communes que représente la population de la France 1,800 environ ont été atteintes? Et comment ont-elles été atteintes? Le plus ordinairement par enjambées, comme on l'a dit, et sans aucune trace ni indice de migration individuelle, sans rapports de communication ou de filiation quelconque. Loin de là, les lignes de migration s'interrompent partout; il y a partout des localités préservées, restées invulnérables à côté d'autres impitoyablement frappées, quelles que soient, d'ailleurs, les relations incessantes établies entre elles; il y a eu, sous nos yeux même, des centaines de communes, des milliers d'habitations qui nous ont donné autant d'exemples frappans d'un pareil fait. Versailles est cerné de tous côtés par l'épidémie qui ravage ses environs, et Versailles n'a pas un seul malade. La ville est encombrée d'émigrants qui viennent de Paris et d'autres lieux affectés, chercher un refuge contre le choléra; quelques cas rares s'observent exclusivement chez les émigrants, et notamment chez ceux qui font le voyage de Paris à Versailles *pendant la nuit*; mais la population entière de Versailles demeure réfractaire aux coups du fléau.

A quelques lieues de là, le même fait nous est garanti par un témoin irrécusable, par notre honorable confrère M. Godart, alors médecin en chef de l'hôpital de Pontoise. L'épidémie sévit dans toute sa violence sur plusieurs communes qui environnent Pontoise, et Pontoise n'a pas un seul malade. Cependant, 28 cholériques sont apportés de lieux circonvoisins dans l'hpôital, où ils se trouvent tous confondus avec les autres malades des salles. Sur les 28 cholériques, 13 succombent en peu de jours, et pas un seul malade de l'hôpital, pas un seul habitant de la ville n'est atteint de la maladie. Les 28 cholériques ne suffisent pas, en l'absence de l'épidémie, pour y faire naître un seul cas de choléra.

Près de là, le village de Montigny n'a pas un seul malade, et les villages de la Fresle et d'Herbley, qui n'en sont éloignés que de deux kilomètres, sont impitoyablement maltraités aux deux époques de l'épidémie. Et un peu plus loin, sans quitter le champ de notre observation personnelle, dans la *Marne*, que voyons-nous encore? Sézanne perd en quelques semaines le seizième de sa population; tandis qu'Esternay, qui se trouve sur la même ligne de migration, et à très peu de distance, n'a pas un seul malade. Près de là encore, le petit village de Mont-Vinot voit tomber, en peu de jours, plus d'un tiers de sa population; tandis que la commune de La Chapelle qui lui est presque contiguë, ne compte pas un seul malade. Châlons et Vitry subissent, pendant plusieurs mois, les coups souvent redoublés du choléra, et La Chaussée, village qui relie entre elles ces deux villes, qui reçoit pour ainsi dire le contact de leur population par des communications incessantes, et La Chaussée n'a pas un seul cas de choléra. Mandres, ce malheureux village de la Haute-Marne, qui a vu près de moitié de sa population disparaître en peu de jours sous les coups impitoyables du fléau, n'est qu'à plusieurs kilomètres de Chaumont, que l'épidémie, toutefois, ne peut atteindre. Le reste des habitants de Mandres afflue à Chaumont pour y chercher un refuge de salut, et pas un seul cas de choléra ne se manifeste dans cette ville.

Et que dire encore de ce fait observé sous les yeux même de notre honorable collègue, M. Mêlier? Montereau, on le sait, était cruellement ravagé par l'épidémie, et chaque jour, chaque heure, voyait s'accroître d'une manière effrayante le nombre des malades et des décès. En présence d'un spectacle qui a jeté la consternation dans la ville, notre ami ne voit plus de moyen d'arrêter la fureur du fléau qu'en lui enlevant ses victimes, qu'en lui arrachant sa pâture, pour la disséminer dans un lieu voisin jusqu'alors exempt de l'épidémie, où la population reste encore invulnérable au contact de cette colonie improvisée de cholériques.

Rappellerai-je ici tant d'autres faits qui sont venus également attester devant vous cette impuissance du choléra à se transmettre par la seule voie individuelle? Et par exemple : ces 15 cholériques de la garnison de St-Denis, qui, au rapport de notre collègue, M. Emery, transférés au dépôt de cette ville, confondus et mis en contact immédiat avec tous les détenus du dépôt, n'y laissent aucune trace de la maladie? Ces 350 malades de la garnison d'Arras, dont vous a parlé M. Bonnafont, qui, évacués, avec toute leur literie, d'une caserne que ravageait l'épidémie dans une autre caserne de la ville, n'altèrent en rien son état sanitaire? Tous les cholériques du Louqsor, que nous signalait dernièrement notre honorable collègue, M. Gérardin, comme ayant été déposés à Smyrne et disséminés tout aussi innocemment dans la ville? Toutes les indigentes de la Salpêtrière, transférées au plus fort de l'épidémie, et sans autre résultat, soit à l'hospice des Incurables, soit à la ville et à la campagne? En un mot, tous ces foyers ambulants de prétendue contagion, qui faute d'épidémie, ne peuvent donner lieu, nulle part, à un seul cas de choléra ?

Que si vous vouliez un fait plus saisissant encore, s'il n'est plus concluant, notre honorable collègue, M. Bricheteau, pourrait vous dire, qu'en 1832, non-seulement l'hôpital Necker fut complètement affranchi de toute influence épidémique du choléra, quoique placé au centre de ses plus cruels ravages, mais que plus de 600 cholériques reçus du dehors, de Vaugirard et des environs, ne purent y faire naître un seul cas de choléra, ni dans les salles de malades, ni parmi les employés de l'administration, ni dans le service de santé.

Que fallait-il donc encore pour cela? Une seule chose qui manquait: l'élément épidémique, sans lequel le choléra ne peut ni se produire, ni vivre, ni se propager; sans lequel nous l'avons vu partout mourir de lui-même, sans pouvoir se transmettre ; élément d'ailleurs si vague, si mobile, qu'il ne se contente pas d'obéir au gré des vents, qu'il se meut comme l'éclair, qu'il s'abat comme la foudre; élément si fugace, si diffusible, qu'il se divise partout en foyers multiples, épars, isolés, plus ou moins circonscrits et disséminés; et de là, sans doute, la rareté, la bénignité de ses effets dans certains lieux où ils n'apparaissent qu'à l'état dit de choléri ne; de là, au contraire, cette activité meurtrière qu'ils acquièrent dans d'autres lieux où ils frappent simultanément toute une contrée, où ils déciment la population d'un même lieu, où ils foudroient du même coup des familles entières; et cela, a côté d'autres habitations qui, bien que contiguës et restées dans des rapports continuels de communications et de contacts individuels, n'en demeurent pas moins affranchies de toute atteinte cholérique.

Telles sont, Messieurs, les paroles d'un homme que son talent et son titre placent au premier rang dans le corps médical. Ajouterai-je qu'elles sont l'expression de la vérité? Les faits qu'il a cités ne peuvent laisser aucun doute dans votre esprit.

Arrivons, Messieurs, à la seconde objection qui nous est faite, savoir : *que les malades préféreront mourir chez eux plutôt que d'aller à l'ambulance que nous leur destinons.* Ah! Messieurs, permettez-moi de ne point partager l'opinion de l'honorable membre du conseil qui l'a exprimée. Si l'on avait pénétré comme nous dans ces pauvres chaumières dont les habitants manquent de tout ; si l'on avait vu des malheureux frappés par le fléau rester sans soins et sans secours ; si on les avait vus, se débattant contre une mort hideuse, être forcés de prendre eux-mêmes leurs boissons, leurs vases à déjections ; si l'on avait vu enfin, les angoisses qu'ils éprouvent à se voir mourir abandonnés de tout le monde, on ne dirait plus qu'ils préféreraient périr chez eux plutôt que de se rendre à l'ambulance.

Réfléchissez, Messieurs, que l'instinct de la conservation, surtout dans une maladie où l'intelligence est intacte, est de tous les instincts celui qui reste avec l'homme jusqu'à son dernier moment. Pour avoir des secours, pour espérer de se sauver la vie, le moribond consentirait à aller partout. Et du reste, Messieurs, n'y n'y aurait-il point humanité à arracher à la mort la proie dont elle veut s'emparer? n'y aurait-il point barbarie à laisser périr sans secours tout être qui a le nom d'homme? —Je m'arrête, Messieurs, et je conclus que dans la circonstance où nous nous trouvons, une ambulance est de première nécessité.

M. le Président appuie vivement les paroles que vient de prononcer M. B. Lunel, et demande si quelqu'un désire la parole avant de mettre aux voix la proposition d'établir une ambulance.

Plusieurs membres du conseil parlent dans le sens de M. le Président, la proposition de faire une ambulance est mise aux voix et adoptée à l'unanimité.

M. le Président demande alors où sera placée cette ambulance.

Diverses propositions sont faites successivement mais aucune n'est adoptée.

Un membre du conseil propose de faire une ambulance de l'école publique de Montbrehain. — Cette proposition paraît avoir l'assentiment du conseil.

M. le Président fait introduire dans le conseil le Directeur de cet établissement et lui fait part du projet de faire de son école une ambulance : il lui demande son avis à cet égard.

M. LE DIRECTEUR DE L'ÉCOLE. Pour ma part, Messieurs, je ne vois aucun inconvénient à ce qu'on fasse une ambulance de l'école communale, et si je vais élever une objection contre cette idée pleine de philantropie, vous ne supposerez pas que c'est par crainte de la contagion ou de toute autre chose, car M. B. Lunel pourrait vous dire que je l'ai accompagné plusieurs fois dans ses visites, et que j'ai prodigué, ainsi que lui, des consolations aux malades contre lesquels les secours de la science étaient impuissants. Mais je vous demanderai, Messieurs, si les préjugés n'existeront pas toujours dans les villages ; s'il n'y aura pas des parents qui craindront d'envoyer leurs enfants à l'école, alors que l'épidémie aura disparu, par la seule raison qu'on aura fait du lo-

cal des études, une salle destinée aux malades? Vainement ils me
verront rester, coucher dans une chambre attenant à l'ambu-
bulance; ils n'en croiront pas moins que la contagion puisse atteindre plus tard leurs enfants : cette objection est sérieuse, Messieurs, et je vous prie de vouloir bien la prendre en considération.

M. B. LUNEL. Il est des moments, Messieurs, où toutes les
considérations ultérieures doivent disparaître devant le besoin. Il
s'agit de sauver des malheureux qui meurent sans soins, sans secours, il n'y a pas à balancer. Quand l'école sera rouverte de quelque temps, quand un certain nombre d'enfants y seront rentrés,
les autres ne tarderont pas à y reparaître.

M. LE PRÉSIDENT. D'ailleurs on fera blanchir les murs, net-
toyer complètement le local qui aura servi à l'ambulance.

M. LE DIRECTEUR DE L'ÉCOLE. Et puis, Messieurs, la loi sur
l'instruction primaire dit positivement : que le local destiné aux
études ne pourra recevoir une autre destination : je ne puis donc
livrer ce local sans l'autorisation du ministre ou au moins celle
du recteur.

M. B. LUNEL. — Il est des moments, Messieurs où il n'y a plus
de loi, du moins où son application n'est plus possible. —
Voyez, Messieurs, si l'on se conforme en ce moment à l'article
77 du code civil, qui dit: *Aucune inhumation ne sera faite que
24 heures après le décès*. — S'il fallait qu'on écrivit à M. le Recteur et que celui-ci adressa la demande à M. le Ministre de l'Instruction publique, l'autorisation arriverait quand l'épidémie serait disparue.

Une discussion a lieu alors entre plusieurs Membres du Conseil
municipal, dans laquelle prennent tour à tour la parole, Messieurs Gérard, maire; B. Lunel, le directeur de l'école, etc., et
le Conseil décide à l'unanimité que la CHAMBRE DE SES DÉLIBÉ-
RATIONS SERA CONVERTIE EN AMBULANCE.

M. B. Lunel remercie le Conseil municipal du vote unanime
qu'il vient de prendre, et ajoute que cette décision l'honore in-
finiment.

M. le Président remercie à son tour M. B. Lunel, et la séance
est levée à 1 heure 1/2.

# EXTRAITS

DES

## RAPPORTS A M. LE SOUS-PRÉFET DE SAINT-QUENTIN.

Nous avons adressé chaque jour un rapport sur l'épidémie à M.
le Sous-Préfet. La plupart de ces rapports ne doivent point trouver place ici, puisqu'il s'agit le plus souvent de correspondance
particulière. Nous citerons donc seulement quelques fragments de
ces rapports.

A l'issue de ma première visite aux malades de Montbrehain, j'adressai à M. le Sous-Préfet de Saint-Quentin, le rapport suivant :

Montbrehain, le 3 Août 1854.

Monsieur le Sous-Préfet,

J'ai l'honneur de vous transmettre l'état actuel de l'épidémie dans la commune de Montbrehain. — Nous avons à ce jour :

49 malades. Savoir : { 27 cas de Choléra moyen, 18 cas de Choléra grave, 4 cas de Suette.

Les cas de Choléra moyen sont surveillés avec le plus grand soin, et ce n'est pas sans quelque peine que nous parvenons à faire exécuter nos prescriptions, surtout la diète.

Néanmoins, la fermeté que nous déployons, l'assurance avec laquelle nous faisons comprendre le danger qu'il y a à ne point suivre strictement nos ordonnances, tout nous fait espérer que nous parviendrons à conjurer le fléau, ou au moins à en atténuer la violence ; et en disant *la violence*, nous n'exagérons rien, car 50 cas de maladie pour 2,000 habitants seraient 25,000 cas pour une population égale à celle de Paris.

Nos soins, M. le Sous-Préfet, portent aussi sur les moyens hygiéniques, et je dois dire que tout le monde concourt à nous faciliter notre tâche laborieuse.

D'abord M. le Maire, qui m'a mis en rapport, dès hier à 11 heures du soir, avec M. Dieu, médecin de Montbrehain, et qui partout fait comprendre la sollicitude de l'autorité pour les habitants de sa commune.

Ensuite, M. Dieu, dont le zèle, l'activité, et, je dois le dire, l'intelligence et la capacité, sont de sûrs garants de la santé des personnes atteintes par le fléau.

Enfin, les bonnes et dignes Sœurs de charité, qui partagent avec nous les fatigues et les dangers, et qui nous assistent dans la plupart des visites que nous faisons chaque jour.

Tels sont, M. le Sous-Préfet, les renseignements que je me plais à vous transmettre, vous priant de me croire votre très-humble et très respectueux serviteur. · B. LUNEL.

Ce rapport à M. le Sous-Préfet venait à peine de partir pour Saint-Quentin, que ce magistrat arriva à Montbrehain (4 août) afin de juger par lui-même de la situation de l'épidémie. Il était accompagné du docteur Cordier, de St-Quentin.

Malgré le temps affreux qu'il faisait alors à Montbrehain, M. le Sous-Préfet, accompagné de M. le docteur Cordier, de M. le maire, de M. Dieu et de M. Lunel, alla visiter plusieurs de nos cholériques. Son cœur s'émut bien vite, à la vue des malheureux qui gisaient dans des réduits infects, mal éclairés et accessibles à toutes espèces de maladies, il fit ce qu'il put pour soulager quelques misères, et ordonna qu'on prît des mesures pour que des visites préventives eussent lieu dans chaque maison ;

Je ne puis m'empêcher de citer ici un fait qui honore ce digne magistrat: La femme d'**un** nommé Sieur, de Montbrehain, **était** convalescente et d'une faiblesse extrême. La misère la plus **gra**nde régnait dans cette maison, et cependant la pauvre femme **all**aitait un jeune enfant! A la vue **des** dangers que courait ce **nourris**son, M. le Sous-Préfet fait demander à la mère si elle **consentirait** à éloigner d'elle cet enfant pour quelques jours : **le bon** magistrat était décidé à emmener dans sa **voiture l'enfant** jusqu'à Saint-Quentin, pour le placer en lieu sûr! La femme Sieur résistant à toutes les instances qui lui étaient faites pour la séparer de l'objet cher à son cœur, M. le Sous-Préfet ordonna que des secours et des soins particuliers fussent donnés à la mère et à l'enfant.

M. le Sous-Préfet, après avoir insisté sur le besoin des visites préventives et félicité les médecins de leur zèle et de leur dévouement, repartit pour Saint-Quentin.

### 6e RAPPORT A M. LE SOUS-PRÉFET.

Montbrehain, 8 Août 1854. Midi.

Monsieur le Sous-Préfet,

J'ai l'honneur de vous faire connaître l'état de l'épidémie à Montbrehain. La recrudescence qui s'est manifestée hier a continué aujourd'hui : nous avons à cette heure :

Choléra moyen 53 )
Choléra grave 22 } Décès 3.
Suettes 5 )

Nous avons donc aujourd'hui à midi, 9 cas nouveaux de choléra moyen, 3 cas de choléra grave et un cas de suette.

Dans un pareil moment, M. le Sous-Préfet, nous redoublons tous de zèle et de dévouement pour secourir les malheureux que le fléau atteint.

M. le Maire surtout nous seconde de tout son pouvoir. L'idée heureuse qu'il a eue de convoquer les Membres du Bureau de bienfaisance de sa commune, pour solliciter du linge en faveur des indigents, a été couronnée d'un plein succès. Partout on a répondu avec une sympathie qui prouve que le malheur a des droits à la bienfaisance.

Grâce encore aux soins de M. le Maire, la pharmacie établie au presbytère est pourvue de tout ce dont nous avons besoin, et cela avec une régularité et une ponctualité qui ne laissent rien à désirer. Il en est de même du bouillon, de la viande, du vin et du sucre, pour nos convalescents.

Enfin, nous savons que ce digne magistrat devait partir il y a quelques jours pour les eaux de Bourbonne, dans l'espérance d'obtenir la guérison d'une ankylose incomplète du genou, et qu'il a différé son voyage jusqu'à ce que l'épidémie ait disparu complètement de sa commune.

Quant au curé, aux bonnes sœurs de charité, ils rivalisent tous de zèle, et ce n'est point sans un vif plaisir qu'on aperçoit cette

union intime entre les premiers habitants d'une commune pour.
le bien général.

J'ai l'honneur d'être ,
de M. le Sous-Préfet,
le très-humble et très respectueux serviteur,

B. LUNEL.

### 9ᵉ RAPPORT A M. LE SOUS-PRÉFET.

Montbrehain, 11 Août 1854.

Monsieur le Sous-Préfet ,

J'ai l'honneur de vous faire part de l'état de l'épidémie à Montbrehain. Nous avons à ce jour :

| | | |
|---|---|---|
| Choléra moyen | 59 | |
| Choléra grave | 20 | } 91 Malades. |
| Suettes | 12 | |
| Décès | 3 | |

Il y a donc six cas nouveaux de choléra moyen, deux cas nouveaux de choléra grave et trois suettes.

L'épidémie de Montbrehain ne paraissant pas disparaître, nous
avons écrit, M. Dieu et moi, la lettre suivante à M. le Maire :

« Monsieur le Maire ,

» Connaissant votre incessante sollicitude pour tout ce qui tou-
» che aux intérêts des habitants de votre commune , nous vous
» témoignons le désir que nous aurions de tenter l'expérience
» des *feux de Goudron* pour chasser l'épidémie qui désole Mont-
» brehain.

» Bien que pour notre part , M. le Maire, nous n'ayons point
» une grande confiance dans le succès d'une telle expérience, les
» quelques faits consignés dans plusieurs ouvrages relatifs au
» choléra épidémique sont cependant de nature à nous engager
» d'essayer ce moyen ; si nous avions le bonheur qu'il réussit,
» nous nous estimerions très heureux d'avoir délivré le pays d'un
» fléau qui alarme à si juste titre ses habitants ; et, dans le cas
» contraire, nous n'aurons reculé devant aucun des moyens si-
» gnalés comme pouvant détourner l'épidémie.

» Dans l'espérance, M. le Maire, que vous voudrez bien accéder
» au désir que nous vous manifestions, nous avons l'honneur
» d'être, vos très-humbles et très-respectueux serviteurs ,

» Signé:

» B. LUNEL,
» médecin commissionné par le Ministre de l'Agriculture.

» DIEU , médecin de Montbrehain.

J'ai le plaisir de vous annoncer, M. le Sous-Préfet, que M. le Maire s'est empressé d'accéder à notre demande, et que demain matin, 12 du courant, l'expérience des *feux de goudron* aura lieu (1).

Je vous prie, M. le Sous-Préfet, d'agréer l'assurance de mon respectueux dévouement,                                      B. LUNEL.

## 17° RAPPORT A M. LE SOUS-PRÉFET.

Monsieur le Sous-Préfet,

J'ai l'honneur de vous rendre compte de l'état de l'épidémie à Montbrehain, et des mesures que nous venons de prendre dans le but de combattre le fléau qui sévit encore avec assez d'intensité.

Nous avons à ce jour :
    Choléra moyen    41.
    Choléra grave    18.
    Suettes           6.

Ayant appris qu'un médecin distingué, M. le docteur Abeille, pensait avoir découvert dans le sulfate de strychnine le *spécifique véritable du choléra*, c'est-à-dire l'agent thérapeutique s'attaquant directement à la maladie en elle-même, et non-seulement à ses symptômes, nous nous sommes procuré sur le champ de ce principe actif de la noix vomique, qui, selon le docteur Abeille donne des résultats heureux dans les cas les plus graves avec un succès proportionnellement croissant, à mesure que la maladie est prise plus près de son début.

S'il était vrai, M. le Sous-Préfet, comme le prétend l'auteur, que le sulfate de strychnine fût le spécifique véritable du choléra, cette affreuse maladie, qui désole le médecin par le mystère qui enveloppe sa cause et par l'impuissance des moyens à lui opposer, rentrerait dans le cadre des maladies dangereuses, dont on obtient la guérison ou non, selon que l'on a affaire à un médecin plus ou moins habile, ou que les secours de l'art arrivent plus ou moins à temps.

Depuis 8 jours, M. le Sous-Préfet, nous faisons l'essai du sulfate de strychnine, sans que nous puissions remarquer d'amélioration dans l'état des malades qui en font usage : toutefois nous ne pouvons nous prononcer contre ce médicament, l'essai ne pouvant être fait à Montbrehain sur une assez grande échelle.

Il y a quelques jours, M. le Sous-Préfet que nous avons adressé à M. le Maire de Montbrehain, la lettre suivante dans le but d'établir une *maison mortuaire*.

Monsieur le Maire,

Après nous être entretenus longtemps avec M. Dieu, relativement aux moyens prophylactiques à opposer au fléau qui sévit

_____

(1). Comme nous le supposions bien, les feux de goudron n'ont servi qu'à rassurer pour quelques jours les malheureux habitants de Montbrehain.

toujours à Montbrehain; après avoir réfléchi sur les mesures de salubrité capables d'assurer le succès de notre service médical, nous venons vous demander, M. le Maire, d'ordonner l'établissement d'une MAISON MORTUAIRE, destinée à placer immédiatement les personnes qui meurent du choléra.

Ce n'est pas, M. le Maire, que nous supposions qu'un corps mort puisse être la cause de nouveaux cas de maladies; mais les maisons qui sont atteintes par le fléau sont en général dans de si mauvaises conditions hygiéniques, qu'il y a *danger réel* pour les personnes qui se réunissent pour veiller les défunts.

L'expérience nous prouve, M. le Maire que la mesure que nous proposons est *de la plus haute importance*; aussi comptons-nous sur le zèle et le dévouement que vous ne cessez de témoigner à vos administrés, pour accéder sur le champ à la demande que nous avons l'honneur de vous faire.

Nous vous prions d'agréer, M. le Maire, l'assurance de nos sentiments respectueux,

B. LUNEL,

Médecin commissionné par le Ministre de l'agriculture,

DIEU, Médecin de Montbrehain.

Montbrehain, 12 août 1854.

J'ai le plaisir de vous annoncer, M. le Sous-Préfet, que M. le Maire a accédé à la demande que nous lui avons faite, avec tout le zèle et l'empressement qu'il a constamment montrés dans tout le cours de l'épidémie.

Veuillez agréer, Monsieur le Sous-Préfet, etc.

---

# STATISTIQUE DU CHOLÉRA A MONTBREHAIN

## DU 12 JUILLET AU 28 SEPTEMBRE 1854.

Les quelques lignes qui suivent ont coûté de longues heures de travail et de patientes et laborieuses recherches. Je dois particulièrement des remercîments à mon savant collègue de Montbrehain, M. Dieu, dont le zèle, l'activité et le dévouement n'ont point failli un seul instant pendant l'épidémie; puis à M. Courtois, greffier de la mairie, qui a mis à notre disposition, avec la plus aimable obligeance, tous les renseignements qui nous étaient nécessaires, et a même rédigé avec habileté plusieurs tableaux destinés à nous faciliter notre travail. Un tel concours nous était indispensable pour établir la statistique suivante :

STATISTIQUE GÉNÉRALE DU 12 JUILLET AU 28 SEPTEMBRE.

NOMBRE DE CHOLÉRIQUES . . . 293
Savoir : { Cas moyens . . . . 110
{ Cas graves . . . . . 183
Total des décès . . . . . 102

2°. Les femmes ont compté pour un tiers en plus que les hommes dans les décès.

3°. Considérés sous le rapport des professions, les décès des journaliers, des tisseurs et des fileurs l'emportent sur les professions de cultivateurs, commerçants, etc.

4°. Sous le rapport de l'âge, la mortalité a été plus fréquente de 50 à 60 ans pour le sexe féminin, de 1 à 5 ans pour le sexe masculin.

Nous ne comptons pas dans ce nombre de cas de maladies les suettes qui ont été de 1 p. °/₀ sur le chiffre total des habitants. On aura une idée du reste de la violence de l'épidémie, lorsqu'on saura que nous avions au 15 août, 110 cas de choléras, dont 27 cas graves et 22 suettes.

Voici du reste dans quels degrés d'âge les décès ont été les plus fréquents :

| CHEZ LES FEMMES. | CHEZ LES HOMMES. |
|---|---|
| de 50 à 60 ans. | de 1 à 5 ans. |
| de 60 à 70 ans. | de 50 à 60 ans. |
| de 20 à 30 ans. | de 60 à 70 ans. |
| de 40 à 50 ans. | de 30 à 40 ans. |
| de 30 à 40 ans. | de 40 à 50 ans. |
| de 1 à 5 ans. | de 10 à 20 ans. |
| de 70 à 80 ans. | de 70 à 80 ans. |
| de 10 à 20 ans. | de 20 à 30 ans. |

Les endroits les plus maltraités ont été :

1° Le Désert,
2° La rue de l'abbaye,
3° La rue Haute-Ville,
4° La rue de Prémont,
5° La rue du Four,
6° La Grande rue,
7° La rue de Lahaut,
8° La rue Chantereine.

Le village de Montbrehain ne se compose cependant que de fort belles rues, bien pavées, et larges de 10 à 15 mètres, entre autres la Grande rue, la rue de Prémont, de Chantereine etc.

La moyenne de la durée de la maladie, établie d'après les documents les plus certains et les plus rigoureux, a été de 58 heures.

———

## CONCLUSIONS.

Pour une population de 2,000 habitants, comme celle de Montbrehain, il est facile de voir que l'épidémie a sévi avec une af-

freuse intensité, et qu'elle s'est joué en quelque sorte , et de toutes les prévisions et de tous les moyens prophylactiques ou médicaux qu'on a cherché à lui opposer.

2°. *Les femmes ont compté pour 1/3 de plus que les hommes
dans les cas de choléra et dans les décès.*

Ce résultat est tout-à-fait opposé aux idées qu'on a sur le pronostic du choléra, relativement aux sexes, car on dit dans presque tous les ouvrages que le pronostic est plus grave chez l'homme
que chez la femme. M. Gendrin l'a même prouvé par les calculs
suivants . En 4 mois, 12,259 sujets de tout âge et de tout sexe ont
été admis dans les hôpitaux de Paris , en 1832. Il y avait sur ce
nombre 6,243 hommes, et 6,016 femmes; le chiffre de la mortalité, élevé à 5,954, s'est reparti de la manière qui suit :

Hommes.  . . 3,123.
Femmes.  . . 2,831.

Les premiers ont perdu 501 sur mille, et les seconds 470.
M. Gendrin était donc en droit de conclure que le pronostic devait être, toutes choses égales d'ailleurs, plus grave chez l'homme
que chez la femme.

4°. Nous avons vu que les professions sédentaires comptaient
plus de cas de choléra que les professions qui exigent des exercices
de locomotion : ce fait est parfaitement d'accord avec l'expérience
acquise par les médecins à cet égard.

5°. Quant au tableau des degrès d'âges, relativement aux décès, il nous montre que les adultes, qui sont beaucoup plus nombreux que les vieillards, ont généralement échappé aux coups de
l'épidémie.

Si pour les hommes comme pour les femmes, l'âge de 70 à 80
ans n'arrive qu'en 7me ligne, il ne faut pas oublier qu'il y a peu
de vieillards de cet âge, car nous devons dire que tous ceux qui
ont été atteints ont succombé. Nous devons donc justifier l'opinion de M. Chaudé (Journal hebdomadaire de médecine , juillet
1832) qui dit que passé 76 ans, tous les cas de choléra sont mortels.

Enfin nous voyons que d'un an à 5 ans , le choléra est généralement mortel chez les garçons et non chez les filles, puisque
cette période de la vie n'arrive dans notre tableau que la sixième
chez le sexe féminn.

Nous sommes encore ici d'accord avec les résultats présentés
par MM. Delaberge et Monneret. Ces auteurs disent : « Sur 108
enfants admis à l'hôpital de la rue de Sèvres, on a compté 62 décès; les 2/3 des garçons ont succombé, et seulement la moitié des
filles. » Bien que le choléra n'attaque pas un grand nombre d'enfants, il est cependant beaucoup plus grave chez eux, surtout
pour les garçons que chez les adultes.

Nous ne terminerons pas notre relation de l'épidémie cholérique sans rendre hommage aux personnes qui nous ont secondé
dans notre mission de labeur et de dévouement.

Nous féliciterons d'abord M. Gérard, maire, dont le zèle et l'activité sont au-dessus de tout éloge. Ce digne magistrat a abandonné

complétement ses propres affaires, et a même négligé de se rendre aux eaux de Bonnes, dans le but d'obtenir la guérison d'une ankilose incomplète du genou, pour se dévouer aux malheureux frappés par le fléau. Par ses soins, les secours de toutes sortes ont été organisés, tous les pauvres de sa commune ont reçu indistinctement les objets de première nécessité : la pharmacie a été constamment pourvue de tout ce que nous ordonnions. Chaque jour, du bouillon, de la viande, du vin, du sucre, etc. étaient distribués aux convalescents, aux parents des défunts, à toutes les personnes enfin qui étaient nécessiteuses ou que nos bulletins lui signalaient. Il se faisait rendre compte, une ou plusieurs fois par jour, de l'administration de ses secours. Sur notre demande, il a fait établir une ambulance, une maison mortuaire, en un mot les malades n'ont manqué ni de soins, ni de médicaments, ni d'aliments, ni de linge.

Disons ensuite que M. Dieu, médecin de Montbrehain, a déployé un zèle et un dévouement qui l'honore autant que la noble profession qu'il exerce : il a visité chaque jour tous les malades, et nous l'avons vu, malade lui-même, résister à nos instances, et ne point interrompre ses nombreuses visites. Nous ne parlons pas du temps que nous passions ensemble chaque soir, dans le but de rechercher les moyens de combattre le fléau par toutes les mesures prophylactiques, administratives, hygiéniques, sanitaires et médicales.

Que dirai-je de M. l'abbé Sévin, curé de Montbrehain, qui a assisté tous les malades, leur a prodigué les consolations de la religion, surtout lorsque s'accomplissait pour eux cette mystérieuse séparation de l'âme et du corps, objet à la fois de crainte et d'espérance ! Que dirai-je enfin de ces saintes filles, les dignes sœurs de charité St-Vincent-de-Paule, qui n'ont cessé un instant de voir tous leurs malades, de leur préparer les médicaments, de les consoler, de les ensevelir, lorsque leur âme était retournée au ciel d'où elle est descendue. Ah ! si jamais ce récit s'offre à leur vue, qu'elles le regardent comme l'expression sincère des sentiments de sympathie qu'elles inspirent et qu'elles inspireront toujours aux âmes sensibles et reconnaissantes ! qu'elles vivent dans la douce espérance qu'une vie ultérieure de joie et de bonheur sera le prix de tant de dévouement, de charité, d'abnégation ! et que lorsqu'elles tomberont épuisées, vaincues par le travail, ce sera pour aller recevoir dans l'éternité la récompense due à leurs vertus et à leurs belles actions !

B- LUNEL.

Nous ajouterons, pour terminer, que le conseil municipal, sur la proposition de M. Gérard, maire, a décidé qu'une *médaille d'argent* serait décernée à MM. LUNEL et DIEU, pour le courage, le zèle et le dévouement qu'ils ont montrés pendant l'épidémie.

## CONSEIL MUNICIPAL DE MONTBREHAIN,

*Séance du 20 Août 1854.*

—

PRÉSIDENCE DE M. GÉRARD, MAIRE.

—

RAPPORT DES MÉDECINS DE MONTBREHAIN

sur

# L'ÉPIDÉMIE CHOLÉRIQUE DE 1854

par

## B. LUNEL,

Médecin commissionné par le Gouvernement.

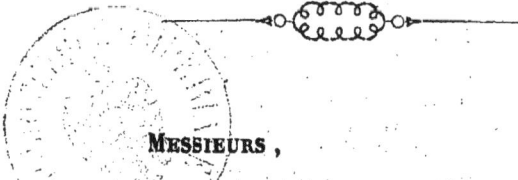

MESSIEURS,

La commune de Montbrehain vient de subir la rude épreuve du choléra : elle a éprouvé des pertes sensibles et bien douloureuses, mais le moral de la population doit se rassurer aujourd'hui, car nous venons vous déclarer avec bonheur qu'il n'y a plus un seul cas *de choléra* : il ne nous reste que quelques convalescents.

Du 12 juillet au 28 du courant, Messieurs ; vous avez eu 226 cas de choléra; soit le 8me de la population atteint par le fléau. Sur ces 226 cas, il y en a eu 80 de moyens, c'est-à-dire non mortels, et 146 de très-graves.

De ce nombre de 146 choléras graves, il y a eu 78 décès, soit le 25e de la population.

Dans tous ces cas de choléra, le sexe féminin a compté pour un tiers en plus dans la maladie et dans les décès.

Considérés sous le rapport des professions, le nombre des décès des personnes sédentaires, c'est-à-dire des tisseurs, fileurs, etc., l'a emporté sur celui des professions qui exigent des exercices de locomotion ; ce résultat, Messieurs, est parfaitement d'accord avec l'expérience acquise avec les médecins à cet égard.

Voici, Messieurs, les degrés d'âge dans lesquels les décès ont été le plus fréquents :

| CHEZ LES FEMMES. | CHEZ LES HOMMES. |
|---|---|
| de 50 à 60 ans. | de 1 à 5 ans. |
| de 60 à 70 ans. | de 50 à 60 ans. |
| de 20 à 30 ans. | de 60 à 70 ans. |
| de 40 à 50 ans. | de 30 à 40 ans. |
| de 30 à 40 ans. | de 40 à 50 ans. |
| de 1 à 5 ans. | de 10 à 20 ans. |
| de 70 à 80 ans. | de 70 à 80 ans. |
| de 10 à 20 ans. | de 20 à 30 ans. |

Ce tableau des degrés d'âges, Messieurs, nous montre que les adultes, qui sont beaucoup plus nombreux que les vieillards, ont généralement échappé aux coups de l'épidémie. Si pour les hommes comme pour les femmes, l'âge de 70 à 80 ans n'arrive qu'en 7e ligne, il ne faut pas oublier qu'il y a peu de vieillards de cet âge, car nous devons dire que tous ceux qui ont été atteints entre cette période de la vie, ont succombé. Enfin, nous voyons que d'un an à 5 ans, le choléra est généralement mortel chez les garçons, et beaucoup moins chez les filles, puisque cette période de la vie n'arrive dans notre tableau que la 6me chez le sexe féminin.

Les endroits les plus maltraités par l'épidémie arrivent dans l'ordre suivant :

1° Le Désert,
2° La rue de l'Abbaye,
3° La rue Haute-Ville,
4° La rue de Prémont,
5° La rue du Four,
6° La Grande rue,
7° La rue de Lahaut,
8° La rue Chantereine.

Toutefois, Messieurs, nous devons dire que le Désert, qui a été si cruellement frappé, n'a perdu que quelques cholériques, ce que nous attribuons à l'isolement de la plupart des habitations qui le composent.

Le choléra, à Montbrehain, s'est montré avec des allures ordinaires : vomissements et selles de matières aqueuses, blanchâtres ; plus tard, quelquefois dès le début, suppression de la sécrétion urinaire, refroidissement de tout le corps, même de la langue, couleur violacée de la peau, oppression, amaigrissement.

Quelquefois, Messieurs, l'invasion de la maladie était brusque, et nous avons vu des malades enlevés en 12 à 15 heures ; dans le plus grand nombre de cas, la diarrhée signalait le début du choléra, que dans bien des circonstances, on eut pu éviter en nous consultant immédiatement.

Le traitement que nous avons employé, Messieurs, est celui que suit la majorité de 20,000 médecins de la France ; tout le monde est d'accord sur ce fait, que le choléra est un empoisonnement du sang par un agent délétère.

Les indications que nous avions à remplir consistaient donc, à *provoquer et favoriser l'élimination de la cause miasmatique dès le début*, ou à *la neutraliser plus tard*. Quant aux indications symptomatiques, elles consistaient à ranimer la chaleur, la circulation, et à provoquer la réaction, etc.

Depuis longtemps, Messieurs, le choléra a été traité avec des succès divers par des méthodes exclusives, telles que celles par l'eau chaude, par l'eau froide, par les excitants, par les astringents, par les vomi-purgatifs, les narcotiques, les injections salines dans les veines, etc. Nous avons examiné avec le plus grand soin, M. Dieu et moi, quels étaient les résultats de ces diverses méthodes, et voici comment nous avons procédé à cet examen.

Je suis venu de Paris avec l'analyse de tous les travaux publiés sur le choléra, et aidé de M. Dieu et de sa nombreuse bibliothèque, nous nous sommes livrés à un travail statistique ayant pour but de nous montrer quel était le nombre de décès sur 1000, sur 10,000, sur 20,000 cholériques. La méthode qui a donné le moins de décès est celle que nous avons adoptée : elle donne 50 décès sur 100 cas de choléra grave.

Les résultats de notre pratique et de notre triste expérience dans ce pays sont identiques à ceux obtenus partout à l'aide de notre traitement, car nous avons à ce jour 78 décès sur 146 cas : c'est même un peu plus de 50 %, car la proportion 50 : 100 : : 78 : x, donne 156 pour le terme cherché, et nous n'avons que 146.

Néanmoins, Messieurs, nous n'avons pu résister au désir de faire l'essai d'un médicament dont le nom est connu de tous les médecins de la France, attendu que le docteur Abeille, qui l'a préconisé, le présente comme un spécifique, et a rempli la presse politique et médicale de son nom et de sa méthode de traitement. Nous avons donc essayé le sulfate de Strychnine qui, selon son auteur, donne les résultats les plus heureux dans les cas les plus graves ; mais nous devons à la vérité de dire que ce principe de la noix vomique, employé aux mêmes doses et dans les mêmes conditions que le docteur Abeille les préconise, a démenti les prétendus résultats heureux auxquels on veut nous faire croire. Nous avons appris d'ailleurs, par les journaux de médecine, que des essais tentés à Paris et dans plusieurs autres hôpitaux, simultanément avec les nôtres, avaient été totalement négatifs. Hâtons-nous de dire, Messieurs, que dans la crainte de compromettre l'existence menacée des malades chez lesquels nous mettions en usage le sulfate de Strychnine, nous avions bien soin de ne l'accepter que comme adjuvant, comme auxiliaire à notre traitement que nous n'abandonnions jamais un instant.

Que vous dirai-je, Messieurs, de toutes les communications, circulaires, méthodes de traitement qui nous ont été adressées et dont aucune ne pouvait supporter le moindre examen scientifique ! Que dirai-je encore de la brochure du docteur Brulé, de Dijon, qui affirme avec un aplomb imperturbable que par l'ipeca et l'émétique, il n'a perdu que 10 malades sur 300, à Is sur Tille

(Cote d'Or)? A voir de telles turpitudes, Messieurs, dites à des hommes de science, praticiens modestes, il est vrai, mais quelque peu versés dans la théorie, on se demande si certains médecins ne sont point atteints d'une démence qui leur ôte le plus beau privilège que la Providence a accordé à l'homme, la raison?

Nul plus que nous, Messieurs, ne désire qu'on trouve un contre-poison à l'empoisonnement miasmatique du sang nommé choléra, car si ce spécifique véritable était découvert, le hideux choléra, qui désole le médecin par le mystère qui enveloppe sa cause, et par l'impuissance des moyens à lui opposer, rentrerait dans la classe des maladies dangereuses, dont on obtient la guérison ou non, selon qu'on a affaire à un médecin plus ou moins habile, ou que les secours de l'art arrivent plus ou moins à temps; mais nous ne pouvons accepter ni proclamer utiles ces milliers de prétendus spécifiques dont on nous inonde chaque jour, quand ils s'éclipsent sous notre pratique; quels que soient le nom et la position du savant qui propose une nouvelle méthode de traitement pour le choléra, le creuset seul de l'expérience nous démontre bientôt si c'est une œuvre de science ou une vile spéculation.

En partant de Paris, Messieurs, nous avions légué le soin à un de nos savants maîtres de nous faire parvenir, par le télégraphe jusqu'à Saint-Quentin, le spécifique véritable du choléra, si jamais il se découvrait pendant notre absence. Nous avons reçu deux lettres de ce professeur, malheureusement muettes en réponse à notre demande.

Vous pouvez voir, Messieurs, par ces quelques mots, que vos médecins étaient à la hauteur de leur mission, et que leur dévouement à la science comme aux malades, n'a pu faillir un instant.

Nous allons vous faire part, maintenant, Messieurs, des recherches que nous avons faites sur les causes du choléra et sur les moyens de le prévenir si le malheur voulait qu'il sévît de nouveau dans Montbrehain. Loin de nous, Messieurs, l'idée de rechercher la cause essentielle qui produit le choléra. Il est rationnel de supposer l'existence d'une cause spécifique répandue dans l'atmosphère, néanmoins nous n'avons aucune démonstration positive à cet égard. La contagion, par laquelle on a voulu expliquer la propagation de la maladie, a compté heureusement peu de partisans en France, et il est certain que si l'on gagne la maladie par infection, c'est-à-dire en restant constamment enfermé avec les cholériques, on ne la gagne nullement par contagion. C'est donc par infection que plusieurs médecins de Marseille, que la sœur supérieure de St-Joseph, le grand vicaire de Verdun, la sœur de l'hôpital St-Quentin, le médecin d'Is-sur-Tille, les médecins de Gray, etc., ont gagné le choléra et ont succombé, et non par contagion.

Il est donc bien vrai, Messieurs, que l'épidémie est un champ de bataille pour les médecins, champ de bataille d'autant plus redoutable que l'ennemi qui nous frappe impitoyablement est invisible, et que nous ne pouvons lui opposer que notre courage pour rempart formidable.

Voici les causes occasionnelles, qui, selon nous, ont contribué à développer le fléau dans cette commune:

1° *La peur*, dont les inconvénients moraux sont funestes. Plus dans les campagnes que partout ailleurs, Messieurs, la peur existe, attendu que pour beaucoup, surtout pour les femmes, le choléra est contagieux. En vain, le courage des médecins prouve le contraire, en vain elles virent leurs maris passer impunément les jours et les nuits auprès des pauvres cholériques, elles n'en poussent pas moins la prudence jusqu'à s'abstenir de tout contact, médiat et immédiat avec le malade. Disons du reste que toutes les campagnardes ne sont pas aussi peureuses, et qu'il en est un certain nombre qui ne passent pas leurs instants à réfléchir si le mal peut se communiquer ou non, mais qui soignent leurs parents, leurs enfants, leurs amis même avec un zèle et un dévouement que nous ne saurions trop admirer. Mais de même que quelques hommes, beaucoup de femmes ont peur, et aussitôt leurs forces les abandonnent, leurs jambes fléchissent sous elles, elles deviennent pâles, puis l'intestin s'irrite, l'estomac se révolte, et voilà, sinon le choléra, du moins la cholérine déclarée; donc la peur est une mauvaise conseillère, et aussi à craindre que le fléau lui-même.

2° La sobriété forcée et désespérante des malheureux que le fléau a atteints est pour nous une preuve convaincante qu'elle a favorisé l'invasion et la durée de l'épidémie. Vous savez, Messieurs, que les habitants de cette commune mangent rarement de la viande, qu'ils font usage en outre de mauvaises boissons, de pauvres légumes, d'un pain indigeste. Avec un tel régime, peut-on même, en temps ordinaire, se bien porter? Au contraire, les personnes qui habitent des maisons vastes et aérées, qui peuvent user d'une alimentation saine et réparatrice, ont presque toutes échappé au fléau. Nous allons même plus loin : c'est que nous avons vu des individus assez riches, faire de nombreux excès de table et de boissons, sans qu'il en soit résulté, pendant l'épidémie, le moindre inconvénient pour leur santé.

Nous avons été d'ailleurs à même de constater que les auteurs qui avaient proscrit les fruits et les légumes, en temps de choléra, s'étaient parfaitement pourvoyés, puisque toutes les personnes que nous avons vues manger dans un même repas et les viandes les plus nutritives, et les fruits de toute espèce, n'avaient eu qu'à se louer de cette alimentation rationelle.

3° *Fatigues physiques.* — Il est incontestable que dans les campagnes, les habitants qui sont forcés de travailler constamment, non seulement débilitent un corps qu'ils ne peuvent réparer suffisamment, mais encore ne prennent aucun soin physique de leur personne. Jamais, en général, ils ne prennent de bains. Après avoir sué *sang et eau*, comme ils le disent vulgairement, ils restent plusieurs heures sans changer leurs vêtements mouillés et s'exposent ainsi à des refroidissements, qui appellent pour eux l'épidémie. Ils devraient donc, quand le choléra les atteint dans une contrée, prendre quelques précautions qui les missent un peu à l'abri.

4° *Manque de soin pour les petites indispositions.* Si un habitant des campagnes voyait le feu prendre à un coin de sa maison et qu'il attendît que l'incendie eut fait de grands dégats pour l'éteindre, on dirait que cet homme est bien imprudent. Eh bien, c'est ce qui arrive pour l'épidémie. Les moindres dérangements de corps qui doivent alors être surveillés avec la plus grande attention, sont négligés tout d'abord, et nous avons vu plus d'une fois des individus de Montbrehain nous dire : *Voilà 15 jours que j'ai le corps lâche, qu'est-ce qu'il faut faire ?* Eh bien, nous devons dire que quelques unes de ces personnes sont mortes, pour avoir dédaigné de consulter un médecin au début de leur maladie, alors que la médecine est puissante. ou même quelquefois pour n'avoir suivi qu'à demi nos prescriptions.

5° *Défaut de soins pendant les convalescences.* A Montbrehain, comme partout ailleurs, on ne tient pas assez compte des dangers de la convalescence des cholériques. On croit que lorsqu'on a échappé aux diverses périodes de la maladie, tout est dit. Les médecins savent à quoi s'en tenir à cet égard, et ils peuvent affirmer que quelques personnes ont succombé aux accidents de la convalescence, par défaut de précautions.

Telles sont, Messieurs, les quelques remarques que nous avons faites sur les causes de la maladie qui coûte à votre population 1 individu sur 25.

Voyons donc ce qu'on pourrait faire pour prévenir à l'avenir un tel fléau, ou du moins en diminuer l'intensité.

Au 1er prélude du fléau, faire des visites domiciliaires dans le but d'exiger, 1°. Que toutes les maisons soient blanchies à la chaux, et lavées chaque jour à l'eau chloruré ;

2°. Que la ventilation y soit largement établie, et à cet effet, que toutes les croisées soient décélées sur le champ.

3°. Que les abords des habitations soient tenues proprement, c'est-à-dire débarrassées des fumiers, des eaux stagnantes, des immondices qui les environnent.

4°. Que de grands feux soient exigés chaque jour en temps d'épidémie, même en été.

5°. Que du bouillon, de la viande, du vin, soient délivrés chaque jour aux familles pauvres.

6°. Qu'une ambulance et une maison mortuaire soient établies aussitôt l'apparition de l'épidémie.

7°. Que le village soit divisé en autant de quartiers qu'il a de rues, et que chaque jour un homme, payé ou non, soit chargé de visiter indistinctement toutes les maisons et qu'au premier symptôme de la maladie, faiblesse, courbature ou diarrhée, il ordonne :

1°. L'abstinence complète d'aliments.

2°. Tisane de riz.

3°. Infusion légère de tilleul.

4°. Des quarts de lavements amylacés.

et qu'il soit chargé de faire appeler le médecin, et de faire chaque jour après sa visite, son rapport à M. le Maire.

8°. Enfin recommander de se vêtir plus chaudement que ne l'exige l'état de la température, surtout la nuit, et de défendre, sous peine d'amende ou de tout autre moyen cœrcitif de coucher sur l'herbe, de boire du cidre ou du lait, de faire abus des spiritueux, toutes choses qui disposent à contracter la maladie.

Disons, Messieurs, qu'une partie de ces conseils ont pu, grâces aux soins de M. le Maire. (*M. Gérard*), être mis en pratique, mais la triste expérience que nous venons d'avoir nous prouve que, si ce que nous venons vous demander, au nom de l'humanité pouvait être complètement réalisé, on n'aurait guère à regretter que les cas de choléra foudroyants, qui forment à peu près le 8me des cas contre lesquels la plupart des secours sont généralement impuissants.

Je ne terminerai pas, Messieurs, sans vous remercier du puissant concours que vous nous avez prêté pendant cette épidémie. Par les soins de M. le Président de votre Conseil, la pharmacie établie au Presbytère a été largement pourvue, et nous pouvons dire qu'aucune commune n'a pu avoir autant de médicaments à sa disposition que celle de Montbrehain. Le linge, les aliments, sont venues ensuite aider nos malades à recouvrer la santé pendant la convalescence.

Quant à M. le curé Sevin et aux dignes sœurs de charité, tous ont rivalisé de zèle et de dévouement, pour conjurer un fléau qui s'est joué bien souvent de toutes les prévisions et de tous les moyens prophylactiques et surtout médicaux qu'on a cherché à lui opposer, et ce n'est point sans un vif plaisir qu'on a remarqué partout cette union intime entre les premiers habitants d'une commune pour le bien général.

Tels sont, Messieurs, les quelques mots que nous avons cru devoir vous adresser au moment ou nous espérons que vous êtes débarrassé d'une maladie qui a sévi ici avec tant d'intensité.

Nous ajouterons, que pendant les plus mauvais jours de cette épidémie, c'est-à-dire du 12 au 16 Août, nous avons été assez heureux pour rédiger 15 observations scientifiques qui ont été adressées à l'Académie impériale de médecine; preuve incontestable de notre sang-froid et de notre zèle pour le progrès de la science.

28 Août 1854. B. LUNEL.

## RÉPONSE DE M. LE PRÉSIDENT DU CONSEIL.

### MESSIEURS.

Vous venez d'entendre la lecture du rapport de M. B. LUNEL, médecin commissionné par le Gouvernement, sur l'épidémie qui a désolé Montbrehain.

L'inexorable statistique qui vient d'être déroulée devant vous, Messieurs, n'est malheureusement que l'expression rigoureuse de la vérité.

L'heureuse idée qu'ont eue les médecins de notre épidémie de considérer les décès sous le triple rapport des professions, des âges et des sexes, pourra devenir le point de départ de nombreusses méditations pour nous.

Nous avons pu voir par l'exposé du traitement que ces Messieurs ont adopté, que de sérieuses considérations scientifiques les ont déterminés à mettre en pratique la méthode qui leur a paru la plus rationelle.

Toutefois, Messieurs, nos médecins n'ont point reculé devant l'essai des médicaments qui leur avaient été signalés comme pouvant rendre d'utiles services, mais que l'expérience a mis à néant. Ils ont recherché les causes qui ont pu développer l'épidémie dans Montbrehain, et nous ont signalé les moyens de combattre le fléau, s'il revenait jeter l'épouvante parmi nos habitants. — Hâtons-nous, Messieurs, de voter des remercîments à ces hommes courageux, qui non seulement ont su prodiguer des soins empressés à nos malades, mais encore nous ont présenté divers projets administratifs, hygiéniques et sanitaires qui les honorent autant que la noble profession qu'ils exercent.

Pour reconnaître, Messieurs, autant qu'il est en nous, le courage le zèle et le dévouement de MM. Lunel et Dieu, nous avons cru devoir leur décerner une médaille d'argent, sur laquelle se trouve gravée l'expression de notre sympathie.

Permettez-nous aussi, Messieurs, de décerner une médaille à M. Guffroy, chirurgien, en souvenir du zèle et du dévouement qu'il a montrés pendant l'épidémie de 1849.

Que ces hommes d'élite reçoivent cette récompense, non comme la rémunération de leur courage, mais comme une faible marque de la haute appréciation que nous faisons de leur mérite.

FIN.

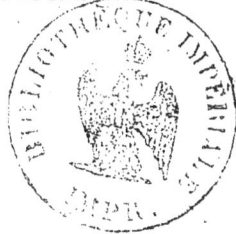

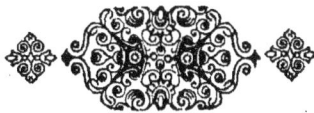

Typ. Doloy et Penet aîné, à Saint-Quentin.